CON GRIN SU CONOCIMIENTOS VALEN MAS

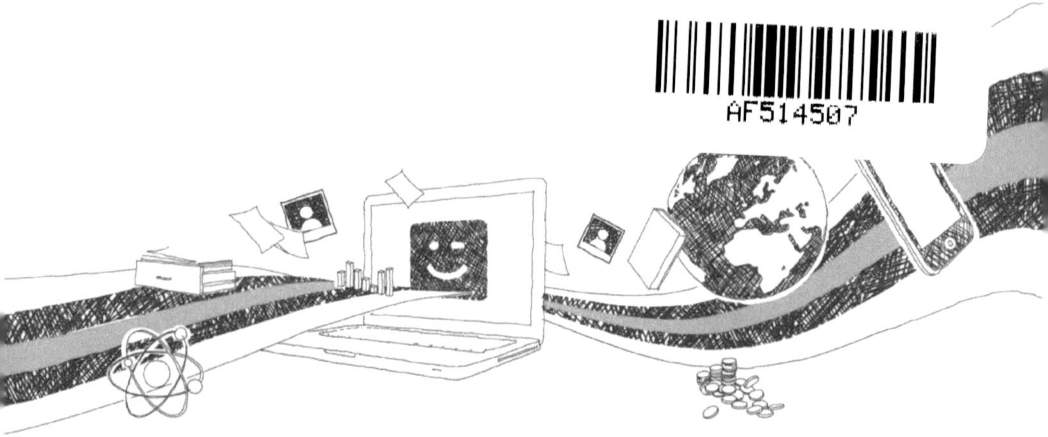

AF514507

- Publicamos su trabajo académico, tesis y tesina

- Su propio eBook y libro - en todos los comercios importantes del mundo

- Cada venta le sale rentable

Ahora suba en www.GRIN.com
y publique gratis

GRIN

Carlos Vicente Santistevan Q., Roberto Jean Rodriguez Diaz

Epidemiologia del Traumatismo Encefalocraneano en el Hospital Abel Gilbert Pontoón 2012

GRIN Publishing

Bibliographic information published by the German National Library:

The German National Library lists this publication in the National Bibliography; detailed bibliographic data are available on the Internet at http://dnb.dnb.de .

This book is copyright material and must not be copied, reproduced, transferred, distributed, leased, licensed or publicly performed or used in any way except as specifically permitted in writing by the publishers, as allowed under the terms and conditions under which it was purchased or as strictly permitted by applicable copyright law. Any unauthorized distribution or use of this text may be a direct infringement of the author s and publisher s rights and those responsible may be liable in law accordingly.

Imprint:

Copyright © 2013 GRIN Verlag GmbH
Print and binding: Books on Demand GmbH, Norderstedt Germany
ISBN: 978-3-656-67181-7

This book at GRIN:

http://www.grin.com/es/e-book/274329/epidemiologia-del-traumatismo-encefalo-craneano-en-el-hospital-abel-gilbert

GRIN - Your knowledge has value

Since its foundation in 1998, GRIN has specialized in publishing academic texts by students, college teachers and other academics as e-book and printed book. The website www.grin.com is an ideal platform for presenting term papers, final papers, scientific essays, dissertations and specialist books.

Visit us on the internet:

http://www.grin.com/

http://www.facebook.com/grincom

http://www.twitter.com/grin_com

UNIVERSIDAD DE GUAYAQUIL

FACULTAD DE CIENCIAS MÉDICAS

"ESCUELA DE MEDICINA"

TESIS PRESENTADA COMO REQUISITO PARA OPTAR POR EL GRADO DE MEDICO GENERAL.

TITULO

EPIDEMIOLOGIA DEL TRAUMATISMO ENCEFALOCRANEANO EN EL HOSPITAL ABEL GILBERT PONTÓN AÑO 2012.

AUTORES:

ROBERTO JEAN RODRIGUEZ DIAZ.

CARLOS VICENTE SANTISTEVAN QUIMIS.

GUAYAQUIL-ECUADOR

AÑO - 2013

Con un cariño especial y mucho amor dedico este trabajo a mis Padres, a mi hermano que supieron apoyarme en el transcurso de esta carrera. Asi mismo a mis sobrinos que son parte de mi inspiración; a mi novia por esa comprensión y cariño brindado dia a dia y a mis amigos y maestros, por haber sido parte de mi formación académica.

Carlos Santistevan Q.

El presente trabajo, es el resumen del sacrifico de mi vida, hecho tangible, pero todo esto no hubiese sido posible, sino tuviera a gente tan valiosa conmigo, es por eso que este esfuerzo se los dedico a mis padres, que con su incansable sacrificio hicieron de mi al hombre que soy en la actualidad, a mi hermano, mi tía y especialmente a mi abuelo Roberto, que siempre creyó en mí y fui su orgullo hasta el último momento de su vida, a mi esposa Christie y a mi hijo Brunno, ya que ellos son mi razón por que seguir adelante.

Roberto J. Rodríguez Díaz

AGRADECIMIENTO

Un agradecimiento infinito a Dios por darnos la vida, salud y la oportunidad de poder llegar hasta estas instancias de nuestra formación profesional.

A nuestro tutor de tesis, muy agradecido con él, Dr. Bolívar Vaca Mendieta que con su carisma, responsabilidad y gran profesionalismo y a su vez con su valioso aporte supo guiarnos en el trayecto de esta investigación, sin el cual dicho camino hubiese sido más sombrío.

De igual manera, al Hospital Abel Gilbert Pontón que nos abrió sus puertas para poder realizar el Internado Rotativo, sin saber que se convertiría en el mejor año de nuestra preparación como médicos; al Departamento de Estadística que nos facilito la información requerida para llevar a cabo esta investigación.

Son muchas las personas a las que nos encantaría agradecerles su amistad, consejos, apoyo, ánimo y compañía en los momentos más difíciles de la vida.

RESUMEN

Objetivo: Describir las características epidemiológicas de los pacientes con Traumatismo Encéfalo-Craneano en el Hospital Abel Gilbert Pontón durante el año 2012.

Método: De un universo de 230 pacientes con TEC, se tomo una muestra de 146 pacientes para realizar un estudio retrospectivo de corte transversal y descriptivo; información obtenida a partir de historias clínicas facilitas por el departamento de estadística.

Resultados: De los 146 pacientes con traumatismo encéfalo-craneal durante el periodo de estudio, el 61% correspondieron al TEC leve. La etiología varió según el grupo de edad siendo los accidente de tránsito el más frecuente en edades comprendidas entre 18-35 años con un 37%; mientras que las caídas con un 54% predominaron en edades mayores a 45 años. El sexo masculino es el más afectado con una relación de 2.5:1 con respecto al sexo femenino. Dentro de las complicaciones más frecuentes fueron las de tipo hemorrágicas sobre todo el hematoma epidural con un 21%; de ahí se determinó que el tratamiento quirúrgico fue el más empleado en los pacientes que participaron en este estudio, mismos que en su mayoría fueron traslados al Hospital por ambulancia (54%) lo que implica que ese porcentaje recibió tratamiento en el sitio del accidente. La mortalidad correspondió al 16%.

INDICE GENERAL

INTRODUCCION

Este estudio retrospectivo fue realizado en el Hospital Abel Gilbert Pontón de la ciudad de Guayaquil, casa de salud que brinda atención medica a más de 1 millón de habitantes de esta ciudad y es referente de todas las unidades hospitalarias que forman parte de la red de salud en la provincia del Guayas y de todo el Litoral ecuatoriano, incluyendo muchas veces la región Insular. El tiempo invertido en la consumación de este proyecto fue de tres meses, donde se realizó una exhaustiva investigación estadística de todos los casos de pacientes que presentaron cualquier tipo de lesión que comprometa la región cefálica, ya sea por cualquiera de sus etiologías que sean englobados en el término de trauma, ya sean caídas, violencia o accidentes de tránsito, todos estos datos fueron recabados del área de estadística del Hospital Abel Gilbert Pontón, valiéndonos de formularios previamente realizados, estos mismos basados en los diferentes estudios que antecedieron a este proyecto y que se encuentran en la literatura médica universal.

El staff de investigadores de este estudio estadístico retrospectivo fueron los señores Carlos V. Santistevan Quimis y Roberto J. Rodríguez Díaz, estudiantes de la Escuela de Medicina de la Universidad de Guayaquil y miembros activos del grupo de médicos internos que se encontraban realizando su internado rotativo en el Hospital Abel Gilbert Pontón, que mediante la recolección de información almacenada en el área de estadística del Hospital y realización de los diferentes formularios, pudieron elaborar de forma sucinta este proyecto. El encargados de supervisar y encaminar las acciones a realizar de esta tesis fue el Sr. Dr. Bolívar Vaca Mendieta, Catedrático de Cirugía para los médicos internos en el Hospital Abel Gilbert Pontón, miembro de la Escuela de Medicina de la Universidad de Guayaquil y la Universidad Católica de Santiago de Guayaquil, Catedrático además de la Escuela de Postgrado en la asignatura de Cirugía.

CAPITULO 1

1. MARCO REFERENCIAL

1.1 PLANTEAMIENTO DEL PROBLEMA.

Las lesiones que sufren el cráneo y las estructuras que el engloban, deben ser materia de una buen análisis estadístico, ya que anualmente la inversión económica que se da a estos pacientes sobrepasa por mucho el millón de dólares, aumentando el costes de mantención, disminuyendo las capacidades de camas hospitalarias en las diferentes casas de salud, mermando las potencialidades de cada una de sus familias y si el desenlace es pobre puede acarrear consigo un estilo de vida paupérrimo o el deceso. Es por esto que se es necesaria una clarificación con respecto a este tema, determinando cifras estadística propias de nuestro entorno, tener en claro cuáles son los esquemas de tratamiento inicial en nuestras casas de salud para estos y cada uno de los diferentes pacientes que sufren un trauma encéfalo craneano de cualquier tipo, y por último determinar cuál es la etiología más frecuente en nuestro medio así como también cuales son la complicaciones mas preponderantes en dichas alteraciones, todo esto teniendo como bases estudios anteriores de la región y de todo el mundo.

1.2 FORMULACION DEL PROBLEMA.

¿Cuál es la realidad epidemiológica del Trauma Encéfalo Craneano, su etiología más frecuente y qué complicaciones acarrea en los pacientes que son atendidos en el Hospital Abel Gilbert Pontón de la ciudad de Guayaquil?

1.3 DELIMITACIÓN DEL ESTUDIO.

Las delimitaciones que tuvimos como bases para la realización de este estudio fueron todos los pacientes que llegaron a la emergencia del Hospital Abel Gilbert Pontón durante el año 2012, nuestro criterio de selección fueron todos aquellos individuos que presentaran una lesión en la región encefálica, producto de un trauma, ya sean estos por accidentes de tránsito, caídas de altura o violencia; con o sin pérdida de la conciencia, el cual nos permitió determinar la severidad del trauma encéfalo craneano, ayudándonos expresamente de la Escala del Coma de Glasgow, determinando de 15 a 13 como leve, 12 a 9 como moderado y menos de 8 como Trauma Encéfalo craneano grave. El sexo fue indiferente y la edad se tomó grupos de edad de menos de 17 años como el primer grupo, 18 a 35 años como el segundo grupo, de 36 a 44 años como el tercer grupo y mayores de 45 años como cuarto grupo. Además se tomo en cuenta la presencia o ausencia de enfermedades concomitantes como la epilepsia, intoxicación a diferentes tipos de sustancias especialmente las de consumo moderado u drogas psicotrópicas y enfermedades como hipertensión arterial, cardiopatías congénitas o adquiridas, alteraciones endocrinas que entran como el acápite de otros. Y dependiendo de todas estas variables tenemos como propósito determinar qué tipo de atención se les fue proporcionada, para esto dividimos a los sujetos de estudio en pacientes que recibieron ayuda inicial ya sea como normaliza el protocolo de ATLS o algún tipo de primeros auxilios. Para lo mismo nos basamos en si llego o no en ambulancia a las sala de urgencia. Los dividimos además por el tipo de asistencia que recibieron una vez ingresados al hospital, el estado de conciencia con que llegaron, que tipo de lesión secundaria que derivo el trauma, estos últimos diagnosticados por el servicio de imagenología del hospital y por ultimo si el paciente sobrevivió o no al accidente ya sea si llego fallecido al hospital o su deceso fue dentro de la casa de salud.

1.4 PREGUNTAS DE INVESTIGACIÓN.

1. ¿Cuál es la Realidad del Traumatismo Encéfalo Craneano en las diversas partes del mundo?
2. ¿Cuál es la etiología y grupo etario más frecuentes que son afectados por el Traumatismo Encéfalo Craneano?
3. ¿Qué consecuencias genera el Traumatismo Encéfalo Craneano?
4. ¿Son los datos obtenidos por este estudio acorde a la realidad de la región?

1.5 OBJETIVOS

1.5.1 OBJETIVO GENERAL.

Establecer indicadores epidemiológicos del Traumatismo Encéfalo-Craneano en el Hospital Abel Gilbert Pontón de la ciudad de Guayaquil durante el año 2012, mediante la revisión de Historiales Clínicos facilitados por el servicio de estadística del dicha casa de salud, para de esta forma obtener una información más detallada de esta problemática, de modo tal que pueda ser base para futuros trabajos concernientes al tema.

1.5.2 OBJETIVOS ESPECÍFICOS.

1. Determinar la prevalencia del Traumatismo encéfalo-craneano en el Hospital Abel Gilbert Pontón de la Ciudad de Guayaquil en el Año 2012.
2. Identificar la prevalencia de los factores de riesgo relacionados con el Traumatismos Encéfalo-craneano.
3. Identificar la etiología más frecuente del Traumatismo encéfalo-craneano.
4. Determinar la prevalecía de mortalidad en los pacientes que sufren Traumatismo Encéfalo-craneano en el Hospital Abel Gilbert Pontón durante el año 2012
5. Determinar el tipo de tratamiento clínico-quirúrgico mas utilizado en el Hospital Abel Gilbert Pontón.

6. Determinar el número de complicaciones que presentan los pacientes con Traumatismo encéfalo-craneano, mediante el análisis de la conducta inicial que obtuvieron.

1.6 JUSTIFICACIÓN.

Debido a que se desconoce el número relativo de pacientes que ingresan al hospital Abel Gilbert Pontón con diagnostico de traumatismo encéfalo craneano, nos motivo a la realización de un estudio retrospectivo que nos ayude a describir cual es la realidad en la que estamos inmersos, para que a partir de los resultados que se puedan obtener, sean la base y punto de partida a posteriores estudios y teniendo en cuenta, además, que el Hospital anteriormente mencionado no cuenta con datos estadísticos actualizados acerca de esta problemática para así mejorar en un futuro la contingencia a estos pacientes.

CAPITULO 2

2. MARCO TEORICO.

2.1 DEFINICION.

El trauma encéfalo craneano se define como la ocurrencia de una lesión en la cabeza con la presencia de al menos uno de los siguientes elementos: alteración de la conciencia y/o amnesia debido al trauma; cambios neurológicos o neurofisiológicos, o diagnostico de fractura de cráneo o lesiones intracraneales atribuibles al trauma; o la ocurrencia de muerte resultante del trauma que incluya los diagnósticos de lesión de la cabeza y/o injuria cerebral traumática entre las causas que produjeron la muerte. (1)

2.2 ANTECEDENTES DEL ESTUDIO.

Se ha obtenido diferentes datos internacionales que nos permita conocer la realidad del Traumatismo Encefalocraneano a nivel mundial y posteriormente realizar un análisis comparativo en base a los resultados que obtengamos en nuestra investigación.

Un estudio realizado en Inglaterra en el año de 2001 concluye que la incidencia global es de 229,4/100000 habitantes. De este grupo de paciente se observa que la incidencia es mayor en grupo de edades comprendida entre los 16-74 años de edad con un porcentaje de 56,2%, seguidos del 31,2% para los menores de 15 años. Si bien el 90% de los TEC fueron leve, la mayoría de los casos fatales esta en los grupos de moderado y grave, lo que corresponde a la mortalidad de 0.2% a pesar que la incidencia del TEC es alta. Un hecho particular ocurre al tener los resultados del mecanismo del trauma, donde se demuestra que los asaltos y caídas son las principales causas del traumatismo con un porcentaje de 50% y 30% respectivamente, seguidos de los accidente de tráfico con un 20%, siendo el sexo masculino mayormente afectado. Por último, se obtuvo como resultado que la incidencia disminuye en el grupo de personas que utiliza el transporte público para ir a trabajar. **(2)**

En China, se realizo una encuesta en el año 2004, confirmada por revisión de registros hospitalarios, hallándose una incidencia de 56/100.000, donde la relación hombre/ mujer fue de 1,3:1. Los accidentes de tránsito fueron el primer agente causal con un 32%, seguido de accidentes ocupacionales con un 24%, mientras que caídas de altura ocupan el tercer lugar. (2)

La incidencia de Traumatismo Encefalocraneano es elevada en Johannesburgo-Sudáfrica. La violencia interpersonal cobra una importante relación con el TEC siendo el 51% de las causa del trauma craneal mayoritariamente en la población de raza negra, mientras que los accidente de tránsito predomina como el mecanismo del trauma en la raza blanca con el 63%. En cuanto a la severidad el 78% correspondieron a traumatismo leve. Sin embargo la mortalidad refleja un elevado porcentaje de 20% sobre todo para los casos moderados y graves más frecuente en los hombre; teniendo una relación de 4:1 hombre/mujer. (2)

En Estados Unidos el Centro de Control de Enfermedades aporta información detallada sobre el Traumatismo Encefalocraneano. La cual refleja una incidencia global de 506/100.000 habitantes en riesgo por año. Los accidentes de tránsito continúan siendo las causa más frecuentes de traumatismo sobre todo en edades comprendida entre los 5 a 64 años, mientras que las caídas predominan en los mayores de 65 años. Se evidencio una disminución de las muertes por TEC en general, sobre todo en consideración al trauma cerrado, pero aumentaron las relacionadas con el trauma penetrante. (2)

Se ha obtenido datos de Buenos Aires-Argentina, sobre un estudio epidemiológico prospectivo, basado en la población del área programática del Hospital General de Agudos J.A. Fernández, de todos los pacientes ingresados al Departamento de Urgencias durante el periodo enero 2005/diciembre 2006. De 540 pacientes con TEC, 93% se clasifico como leve según su GCS, 4% como moderado y 3% como grave. Los picos de incidencia fueron establecida en edades de 20 y 24 años, 40 y 44 años y más de 75 años, siendo la relación hombre mujer de 4,5:1. El mecanismo de trauma más frecuente correspondió a los accidente de tránsito con un 37, 6% seguido de caídas con 19,4%, encontrando un 8% de accidentes de tránsito relacionados con el alcohol, determinado por el aliento etílico con que llegaba los paciente al servicio de emergencia del hospital o con otros signos de intoxicación alcohólica aguda.

La mortalidad global fue del 1,56% que en su mayoría correspondieron a pacientes con TEC grave. No hubo muertos en el grupo de los TEC leves. Se nota en este estudio una mayor mortalidad en las mujeres que en los hombres. (3)

En España, La Unidad de Medicina Intensiva Pediátrica, Complejo Hospitalario Universitario Insular Materno-Infantil de Canarias, Las Palmas de la Gran Canaria se realizo un estudio retrospectivo y prospectivo para determinar la epidemiologia, clínica y evolución del Traumatismo Encéfalo Craneano pediátrico grave. Se reporta que del total de paciente que ingresan con TEC; 45% corresponden a la forma grave, siendo más frecuente el grupo comprendido entre 67 ±9 meses con una puntuación media en la escala de Glasgow de 5,5±1,8. El 56% de los pacientes que ingresaron con TECG e producto de haber sufrido accidente de tránsito, del cual el 21% preciso evacuación de la lesión objetivada en la TC, de igual forma un alto porcentaje de los paciente presentaron Hipertension Intracraneal. Con respecto a la cifra porcentual de mortalidad de la población estudiada fue de un 24,7%, tomando en cuenta que eran paciente con Traumatismo encéfalo craneano grave.

Un estudio prospectivo y lineal fue el que realizo el Instituto Superior de Medicina Militar "Dr. Luis Díaz Soto" de Cuba, donde se estudiaron 6548 paciente, todos con diagnostico de traumatismo encéfalo craneal, de este grupo de paciente el 19,2% correspondió a niños. La causa más frecuente fue el accidente de tránsito; sin embargo el traumatismo Encefalocraneano leve, predomino sobre el moderado y grave. En los pacientes con traumatismo Encefalocraneano grave se obtuvo una mortalidad del 42%, teniendo encueta que la complicación más frecuente fue la sepsis respiratoria por las condición obvias de este grupo de paciente. Se obtuvo buenos resultados en el 47,71 % de los casos con traumatismo craneoencefálico severo y de forma general en el 98,41 % de los pacientes estudiados. (4)

Otro estudio que se realizó en Cuba de tipo observacional, descriptivo y transversal, en el servicio de Neurocirugía del Hospital Provincial Clínico Quirúrgico Docente José R.Tabrane, de Matanzas, con la finalidad de evaluar el comportamiento del trauma encefalocraneal durante el año 2009. La muestra la forman 60 paciente.

Entre los principales resultados se destacan que el accidente de tránsito constituyó la principal causa de traumatismo; la población masculina por debajo de los 45 años es la más afectada; y la mayor mortalidad estuvo vinculada a las colecciones yuxtadurales y los traumatismos múltiples. La mortalidad fue de un 30%. (5)

En Colombia-Cali entre junio de 2003 y junio de 2004, se realizo un estudio de cohorte de los pacientes que ingresaron con TEC en el servicio de Urgencia del Hospital Universitario del Valle. Se incluyeron 2,049 pacientes de los cuales 83% eran hombres. Por escala de Glasgow 53% con trauma leve, 31% moderado y 16% severo. La mortalidad hospitalaria fue de 13%. Al año del trauma la mortalidad fue 14% y el 85% se encontraba entre un GOS de 4 a 5. (6)

2.3 BASES TEORICAS.

Desde tiempos inmemorables y desde que el ser humano se dio cuenta de que el cráneo, aun siendo una estructura fuerte, era un blanco vital en la economía del cuerpo, y fue considerado entonces como punto primordial fatal, encaminó todos los esfuerzos para proteger este órgano, desarrollando tecnología que hemos conocido bien por todo el largo de la historia.

Es entonces que debemos poner particular importancia de que el cráneo y todas las estructuras que en él engloba, es motivo de estudio y de ponderable necesidad conocer los diferentes mecanismos de lesión y la inevitable repercusión en la socio-económica de la misma.

Con el avance de la medicina a lo largo del tiempo, y por más que décadas y décadas de científicos hayan concentrado todos sus esfuerzos para poder prevenir lesiones a estos órganos, siguen siendo, aun en la actualidad, una de las principales causas de muerte, especialmente en las personas jóvenes abarcando el 70% de traumatismo craneoencefálico.

Es por eso que han surgido con el advenimiento de la medicina moderna, protocolos de tratamiento, encaminados a disminuir los daños secundarias que un trauma encéfalo craneano puede producir, entre esos, el más importante y sin duda alguna el más mortal, es el edema cerebral. Para eso hay diferentes niveles de tratamiento médico que tienen como objetivo prevenir la aparición de esta consecuencia, y cuando todo esto falla y se vuelve refractario dicho proceso, la cirugía descompresiva es la única vía.

El traumatismo encefalocraneal (TEC) representa un grave problema sanitaria no solo por la alta morbimortalidad que esta patología conlleva, sino también por los grandes costos sanitarios que surgen de su tratamiento, tanto en su etapa aguda como después, durante la rehabilitación. Si bien la mortalidad global por TEC ha disminuido en los últimos años (se informan cifras que oscilan entre el 20% y el 30% en centros especializados en traumatismo), estos valores poco reflejan la realidad mundial, donde variables, como el grado de desarrollo económico, tecnológico, recurso humano capacitados en la atención de pacientes con neurotraumatismo y aspectos epidemiológicos relacionados con el mecanismo de lesión, influyen en el pronóstico de este tipo de lesiones. (7)

2.3.1 ASPECTOS ETIOLOGICOS.

2.3.1.1 Accidente de Tráfico.- causan aproximadamente el 45% de los Traumatismo craneoencefálico, siendo responsables del 60% de los casos fatales, el 37% de los graves y el 24% de los leves. Generalmente, el exceso de velocidad es un factor fundamental en la generación de lesiones cerebrales independientemente de que se produzca o no un golpe directo en la cabeza, como es el caso de las contusiones cerebrales, y es un aspecto importante a tener en cuenta en el análisis de la relación de casualidad. El consumo de alcohol es otro elemento a tener en cuenta en las consecuencias y valoración de un TCE fundamentalmente en relación a la disminución del nivel de conciencia tras un traumatismo craneal.

2.3.1.2 Caídas.- son la causa de aproximadamente 33% de los TCE leves y dentro de ellos son más frecuentes algunas lesiones como los hematomas subdurales o las contusiones cerebrales.

2.3.1.3 Agresiones.- son mucho menos frecuentes, suponen el 2,6 % de todos los TCE y patrón lesional suele incluir en estos casos contusiones faciales o fracturas de los huesos de la cara.

2.3.1.4 Malos tratos en la infancia.- en los casos de TCE en niños en el seno de un síndrome del niño maltratado, presenta característicamente como lesión más frecuente el hematoma subdural uni o bilateral por mecanismo de golpe directo (puñetazo) o aceleración-desaceleración, y es el responsable del 63% de los casos de fallecimiento por malos tratos. (8)

2.3.2 FISIOLOGIA.

Las alteraciones básicas que acompañan al TEC dependiendo de su severidad son las concernientes a flujo sanguíneo cerebral, a la presión intracraneal y al metabolismo cerebral. El cerebro normal, demanda un elevado aporte de oxigeno y glucosa que se satisface mediante un FSC que equivale aproximadamente al 15% del gasto cardiaco.

El sistema craneoespinal posee mecanismos fisiológicos que amortiguan los aumentos intracraneales de volumen, dirigidos a que la PIC se mantenga en el rango normal de 10± 5 mmHg. En condiciones normales, el cerebro consume oxigeno a razón de 156 umol/100g/min y quema glucosa a razón de 26-31 umol/100g/min con un cociente respiratorio cercano a la unidad. (9)

Los avances en el conocimiento en la fisiopatología del daño isquémico ha revelado tres áreas que pueden ser promesas para el desarrollo de la terapéutica: estudios de la relación entre la inflamación y la trombosis, apunta a la microvasculatura como el principal blanco para neuroprotección; estudios de FSC y el metabolismo tienen identificadas las áreas en el cual puede intervenir para tener precaución y tener previsto una nueva herramienta en las medidas del contenido venoso, el cual puede proveer un mejor cuidado clínico e impedir daño neuronal; y se sabe que los mediadores producen edema citotóxico y vasogénico, y son aparentemente los blancos para prevenir el daño en la hipertensión endocraneana. (10)

2.3.3 CLASIFICACION DEL TRAUMA ENCEFALOCRANEANO.

La OMS clasifica los TEC según la escala de Glasgow para el coma o Glasgow Coma Scale (GCS) en:

2.3.3.1 Tec leve.- Tradicionalmente se incluye bajo la denominación de TCE leve al que tiene un puntaje de 14- 15 en GCS dentro las primeras 48 horas del impacto y una vez realizada las maniobras pertinentes de reanimación cardiopulmonar. Algunos autores prefieren denominar a este amplio grupo de pacientes como TCE potencialmente graves, ya que del 1% al 3% pueden presentar complicaciones neurológicas graves.

2.3.3.2 Tec moderado.- Al TCE moderado le corresponde una puntuación entre 9 y 13. Presentan un alto porcentaje de lesiones intracraneales (27%-32%) y una elevada necesidad de intervención neuroquirurgica (7.5%).

2.3.3.3 Tec severo.- Se le asigna una puntuación menor a 8 tras la resucitación no quirúrgica, o que en el transcurso de las 48 horas siguientes al mismo, el paciente se deteriore hasta esa puntuación.

En algunos hospitales incluyen entre los TCE graves a todos aquellos intervenidos de una lesión ocupante de espacio intra o extraaxial, independientemente de su nivel de conciencia. (11)

2.3.4 ESCALA DE COMA DE GLASGOW.

Escala de coma de Glasgow	
Respuesta motriz	
Obedece órdenes	6
Localiza el dolor	5
Se retira al dolor	4
Flexiona al dolor (decorticación)	3
Extiende al dolor (descerebración)	2
Sin respuesta	1
Apertura ocular	
Espontánea	4
A órdenes verbales	3
Al dolor	2
Sin respuesta	1
Respuesta verbal	
Orientado	5
Conversación confusa	4
Palabras inapropiadas	3
Sonidos incomprensibles	2
Sin respuesta	1
Máxima puntuación posible	15
Mínima puntuación posible	3

Cuadro # 1. Escala de Coma de Glasgow Modificada para lactantes y niños

Puntuación	>1 año	<1 año
Respuesta apertura ocular	Espontánea	Espontánea
4	A la orden verbal	Al grito
3	Al dolor	Al dolor
2	Ninguna	Ninguna
1		
Respuesta Motriz	Obedece órdenes	Espontánea
6	Localiza el dolor	Localiza el dolor
5	Defensa al dolor	Defensa al dolor
4	Flexión anormal	Flexión anormal
3	Extensión anormal	Extensión anormal
2	Ninguna	Ninguna
1		
Respuesta verbal	Se orienta – conversa	Balbucea
5	Conversa confusa	Llora – consolable
4	Palabras inadecuada	Llora persistente
3	Sonidos raros	Gruñe o se queja
2	Ninguna	Ninguna
1		

2.3.5 TIPOS DE LESIONES CRANEOENCEFALICAS.

2.3.5.1 CONCUSION.

Este término clásico se refiere a la perdida inmediata y transitoria del conocimiento acompañado de un periodo corto de amnesia. Algunos pacientes no pierden el conocimiento después de un traumatismo craneoencefálico leve y en su lugar se muestran aturdidos, confundidos o manifiestan la sensación de "ver estrellitas". Una concusión grave puede precipitar una convulsión breve o bien manifestaciones autonómicas como palidez facial, bradicardia, hipotensión leve, debilidad y reacciones pupilares lentas.

Después de una concusión no se suele observar cambios macroscópicos y microscópicos en el encéfalo, pero aparecen modificaciones bioquímicas y ultraestructurales como el agotamiento del trifosfato de adenosina mitocondrial y rotura de la barrera hematoencefalica, que sugieren la presencia de anormalidades pasajeras. Una concusión aislada y sin complicaciones rara vez genera cambios neuroconductuales permanentes en los sujetos sin problemas pquiatricos previos o abuso de estupefacientes. No obstante, algunos problemas residuales menores de la memoria y concentración tienen una correlación anatómica con ciertas lesiones cerebrales microscópicas.

2.3.5.2 CONTUSION.

La contusión o equimosis superficial del encéfalo comprende diversos grados de hemorragias petequiales, edema y destrucción histica. Las contusiones y hemorragias profundas son consecuencias de la acción de fuerzas mecánicas que desplazan con fuerza a los hemisferios dentro del cráneo al desacelerar el encéfalo contra la cara interna del cráneo, bajo el punto del impacto (lesión por golpe) o al retroceder el encéfalo en el área antipolar (lesión por contragolpe).

Un traumatismo tan intenso que provoca perdida prolongada del conocimiento por lo general causa algún grado de contusión. La Hemiparesia o desviación preferencial de la mirada es frecuente en las contusiones moderadas, las contusiones bilaterales intensan generan coma con postura en extensión, en tanto que las que se limitan a los lóbulos frontales provocan un estado taciturno. Las contusiones del lóbulo temporal originan delirio o un síndrome de agresividad.

Las contusiones se ven con facilidad en TAC y RMN y se caracterizan por aumento homogéneo de las densidades en la TAC o como hiperintensidad en la RMN; los cambios en las señales reflejan aéreas pequeñas dispersa de sangre cortical y subcortical con edema cerebral circunscrito. Unos días después, las contusiones adquieren un reforzamiento del contraste circundante y edema que pueden confundirse con tumores o abscesos. Las reacciones gliales y de macrófagos origina depresiones cicatriciales manchadas con hemosiderina en la superficie (placas amarillas) y constituyen el origen principal de la epilepsia postraumática.

2.3.5.3 LESION AXONAL DIFUSA

La lesión axonal difusa se debe a la fuerza de sección sobre los axones que generalmente es producida por un mecanismo de aceleración rotacional, lo que a su vez provoca el cillamiento, tensión y fuerza de compresión que conducen a la destrucción de los tejidos. El daño que se produce alterara los canales del sodio lo que a su vez provocara el aumento del flujo de este catión, esto va a ocasionar la entrada de calcio amentando asi la actividad de enzimas proteolíticas que lesionara el axón. Esto origina edema axonal, que provoca la disfunción del sistema activador reticular ascendente, cuya expresión clínica es la desconexión de las aferencias y del paciente y su entorno.

Existen ciertas aéreas que son más afectados en cuanto a lesión axonal difusa, estas aéreas son la unión entre la sustancia blanca y la sustancia gris, esplenio del cuerpo calloso, la zona dorsolateral del tallo encefálico y la corona radiada y se asocian a lesiones hemorrágicas. La lesión axonal difusa es detectable en la resonancia magnética nuclear, se observan aéreas hipointensas en T1, hiperintensa en T2 y con la modalidad FLAIR. La lesión axonal difusa es frecuente en el traumatismo cráneo encefálico, lo que conduce a un estado de coma y finalmente conduce a la discapacidad permanente o la muerte del paciente. El término se emplea para definir el daño estructural grave y difuso de la sustancia blanca cerebral, debido a la energía mecánica ejercida sobre la cabeza.

2.3.5.4 ESTADO VEGETATIVO.

Está relacionado a la LAD de los grados 2 y 3 en el 70% de los casos. En el coma y en el EV, el paciente no tiene conocimiento de sí mismo ni del medio que le rodea, pero mientras que en el primero permanece con los ojos cerrados y no puede despertarse, en EV si es posible hacerlo. Además en el EV, no existe evidencia de una conducta sostenida, reproducible, propositiva o voluntaria como respuesta a estímulos visuales, auditivos o nociceptivos. Los enfermos se encuentran afásicos, con incontinencia anal y vesical, sin embargo presenta ciclo de vigilia-sueño, y repuesta variables de algunos reflejos (pupilar, oculocefalico, corneal, nauseoso y espinales).

2.3.5.5 HEMATOMA EPIDURAL.

El hematoma epidural se forma entre la tabla interna del cráneo y la duramadre, como consecuencia de la ruptura de la arteria y/o vena meníngea media y en la fosa posterior por la ruptura de los senos transversos y sigmoideos, la forma que adopta el hematoma es biconvexa, esto se debe a que la duramadre se encuentra adosada a la tabla interna del cráneo a nivel de las suturas óseas y por este motivo el hematoma queda limitado al espacio entre dos suturas.

La localización más frecuente del hematoma epidural es a nivel de lóbulo temporal y área temporoparietal predominando en el lado derecho.

Las causas más frecuentes son los accidentes de vehículos automotores, seguidos de caída accidental y traumatismo con objeto contundente. De forma característica, la mitad de los casos se acompaña de un periodo de lucidez mental y deterior rápidamente progresivo del estado neurológico. De igual forma, el coma sin periodo de lucidez mental puede ser la única forma de presentación.

La presencia de midriasis contralateral o bilateral es indicadora de mal pronóstico, debida a que implica daño mesencefalico severo e irreversible con afectación de las vías pupilares centrales. De igual forma es frecuente también que hayan lesiones asociadas al hematoma epidural tale como contusiones hemorrágicas y hematomas subdurales. La midriasis se produce porque existe elongación y compresión de las fibras parasimpática pupilares, que se revierte al evacuar el hematoma.

2.3.5.6 HEMATOMA SUBDURAL.

El hematoma subdural es más frecuente que el epidural, la causa del hematoma subdural difiere con la edad del paciente. Los accidentes en vehículos automotores constituyen la causa más común junto con las caídas accidentales sobre todo en pacientes de la tercera edad.

El hematoma subdural aparece como consecuencia de la ruptura de las venas puente entre la corteza cerebral y senos venosos. La colección subdural se acumula entre la duramadre y aracnoides, dado que esta última no se adhiere al cráneo en el sitio de la sutura, el hematoma se distribuye a lo largo de la superficie cerebral proporcionándole el aspecto tomografico de concavidad interna.

Existen factores que se asocian a mal pronóstico y determinaran la evolución del paciente, esto factores son desviación de la línea media, hematoma subdural con grosor >18mm, la presencia de contusión cerebral y lesiones extracraneales que con frecuencia acompañan al hematoma. La desviación de la línea media <10mm o la presencia de hematoma subdural con un grosor <10mm se asocia a 85 – 90 % de supervivencia. La diferencia negativa (desviación de la línea media menor que el grosor del hematoma) menor de -5mm tiene buen pronostico y se relaciona con una tasa de supervivencia al 85% (ejemplo: desviación de la línea media 4mm y grosor del hematoma 10mm: 4-10= -6mm). Por el contrario, el pronóstico se ensombrece cuando la diferencia entre la desviación de la línea media y el grosor del hematoma subdural es > 5mm (mortalidad >50%) y >10mm (>80%), debido al efecto sumatorio del edema cerebral, (ejemplo: grosor del hematoma 5 mm y desviación de línea media 12 mm, en este caso 12-5= 7mm).

2.3.5.7 HEMATOMA INTRAPARENQUIMATOSO.

Los hematomas intraparenquimatosas, son consecuencia del movimiento brusco en el interior del cráneo que provoca contusión cerebral y ruptura de vasos sanguíneos. Generalmente se localiza en los lóbulos frontales y temporal. El hematoma puede producir efecto de masa. Con frecuencia no es visible en la tomografía inicial, sino después de 24 horas y hasta 10 días posteriores al trauma. El pronóstico es determinado por factores clínicos, tomografico, nivel de PIC y retraso en la detección de lesión e intervención neuroquirurgica. Los hematomas localizados en los ganglios basales tienen mal pronóstico.

2.3.5.8 HEMORRAGIA SUBARACNOIDEA.

La hemorragia subaracnoidea se presenta en el 33 a 61% de los casos del traumatismo craneoencefálico severo y es detectable precozmente en la tomografía inicial. Las caídas accidentales constituyen la causa más común, seguido por los accidentes en vehículo automotor. Afecta con mayor frecuencia a pacientes del sexo masculino entre los 30 y 50 años de edad. La hemorragia subaracnoidea se localiza comúnmente en la convexidad de los hemisferios cerebrales y en Las cisternas basales y en la mayor parte de los casos están asociados a contusiones cerebrales, hematomas subdurales, obliteración de cisternas mesencefálicas y desviación de la línea media.
La presencia de hemorragia subaracnoidea eleva 2 a 3.6 veces el riesgo de evolución desfavorable y muerte en el paciente con TEC severo.

La existencia de lesión intracraneal con criterio neuroquirurgico no evacuada en las primeras 3 horas y la compresión de cisternas basales se asocian a mal pronóstico. Existe correlación entre el puntaje en la escala de coma de Glasgow al ingreso, los hallazgos tomografico basados en la escala propuesta por Greene y la escala evolutiva de Glasgow al egreso del hospital. Los pacientes con 6 a 8 puntos en escala de coma de Glasgow y con TAC grado 1 tienen el 38% de probabilidad de buena recuperación en la evaluación de la EECG, mientras que aquellos con TAC grado 3 tiene el 14% de la probabilidad de buena evolución y 34% discapacidad moderada en el EECG. La presencia de TAC grado 4 se asocia a discapacidad severa en el 82% de los casos. Cuando el puntaje en la Escala de Coma Glasgow es de 3-5 la presencia de hallazgos de grado 1 en La TAC se asocian a 70% y de grado 4 con 92% de probabilidad de discapacidad severa respectivamente. El riesgo evolutivo desfavorable aumenta con el grado tomografico en la escala de Fisher: Grado 1 (31%), grado 2 (46%), grado 3 (61%) y grado 4 (78%), y con la localización de la hemorragia: convexidad cerebral (40-60%), cisura interhemisférica (69%), cisura de Silvio (68%), cisterna supraselar (72%), cisterna ambiens (72%), cisterna cuadrigemina (69%) y mixto (cisternas y convexidad cerebral: 80%). El riesgo de vasoespasmo aumenta con el grado de severidad tomografica en la escala de Fisher. En conclusión los hallazgos tomografico de mayor grado en la escala de Fisher implican la existencia de lesiones neurológicas de mayor severidad, aumento de la tasa de complicaciones y de evolución al deterioro y la muerte.

2.3.5.9 LESIONES DE FOSA POSTERIOR.

Las lesiones hemorrágicas son pocos frecuentes pero se asocian a mal pronóstico debido a la característica volumétrica de la fosa posterior. La presencia de <8 puntos en la escala de coma de Glasgow, compresión de cisternas basales y del IV ventrículo, hidrocefalia, lesiones supratentoriales asociadas, lesión central o hacia la línea media, hematoma intraparenquimatosos, extensión supratentorial del hematoma y hematoma cerebeloso con diámetro de > 3 cm, son factores de mal pronóstico estrechamente relacionados con una evolución tórpida a pesar del tratamiento adecuado.

Las lesiones no hemorrágicas del tronco encefálico y cerebelo son más frecuentes que las hemorrágicas y tiene una mortalidad global de 44%. La presencia de lesiones pontinas bilaterales son de mal pronóstico.

2.3.5.10 FRACTURA DE LA BOVEDA CRANEANA.

La fractura de la bóveda craneana se asocia a alta probabilidad de hematomas intracraneano (71%) Las fracturas con hundimiento y penetración de la duramadre tiene una alta tasa de complicaciones infecciosas razón por la cual requiere tratamiento quirúrgico con extracción de los fragmentos óseos, restauración de la duramadre y la administración de antibióticos.

2.3.5.11 FRACTURAS DE LA BASE DEL CRANEO.

Las fracturas de la base del cráneo se producen en el 4% de todos los traumatismos craneoencefálicos y constituyen el 21% de las fracturas de cráneo. Son más frecuentes cuando hay fracturas del macizo facial. El 75% de los casos de fractura de la bóveda craneal y el 23% de los casos de lesión de la columna cervical se acompaña de fractura de la base.

Debido a la poca resistencia de la base a la distensión, la fractura se produce con mayor frecuencia en los puntos débiles: techo de la órbita, base de las fosas craneales anterior y media, lámina etmoidal y cavidad timpánica. Las manifestaciones clínicas depende de la localización de la fractura: fosa anterior: equimosis periorbitaria (signo del oso panda o del mapache), rinorraquia, ceguera y anosmia; fosa media: hemotimpano, otorragia, otorraquia, hipoacusia, estrabismo y parálisis fácil periférica; fosa posterior: hematoma en apófisis mastoides (signo de Battle) y lesiones del IX al XII nervio craneal.

2.3.5.12 LESION SECUNDARIA.

La lesión secundaria es causada por ciertas condiciones intra y extracraneales, que disminuyen la oferta o aumentan el consumo de oxigeno, generando hipoxia cerebral tanto en el periodo inmediato al trauma, como durante el manejo intrahospitalario. El aumento de la presión intracraneal por edema cerebral, hidrocefalia, lesiones ocupantes de espacio (hematoma epidural, subdural, intraparenquimatosos) en presencia de hipo o normotension, condicionan reducción de la presión de perfusión y del flujo sanguíneo cerebral.

La hipoxia puede obedecer a causas extracraneales que reducen la oferta de oxigeno: obstrucción de vías aéreas por aspiración, trauma de tórax, hipotensión sistémica, anemia severa, depresión respiratoria de origen central. Por otro lado, algunas condiciones aumentan el consumo de oxigeno: dolor, fiebre, convulsiones, agitación, esfuerzo ventilatorio. El resultado final será la hipoxia cerebral. La hipotensión es el factor de mayor impacto en la génesis de la lesión secundaria.

2.3.5.13 EVALUACION DEL PACIENTE.

HISTORIA CLINICA: Es necesario la obtención de una historia clínica, sin embargo, esta no debe retrasar el manejo de urgencia.

EVALUACION: una buena evaluación inicial provee una base para establecer un adecuado manejo del paciente y para su monitorización posterior. La toma de los signos vitales debe hacerse tan frecuente como se considere necesario.

El proceso de evaluación debe sistematizarse, siguiendo un orden de prioridades:

a. Evaluar la existencia de permeabilidad de vías aéreas.
b. Asegurar una adecuada ventilación y oxigenación.
c. Controlar cualquier fuente de hemorragia y mantener una volemia adecuada.
d. Evaluación neurológica primaria.
e. Examen físico completo del paciente.

El estado de alerta de un paciente puede deteriorarse no solo por el trauma craneoencefálico, sino también por trauma abdominal, trauma torácico o bien, cualquier, condición que favorezca la hipotensión arterial o la hipoxia.

Debe considerarse también la intoxicación con alcohol u otras drogas. Las alteraciones metabólicas también pueden provocar disminución del estado de alerta, y dentro de estas las que se deben tener muy presente son la hiper o la hipoglucemia.

2.4 TERMINOS BASICOS.

- **INCIDENCIA**: número de casos nuevos durante un periodo de tiempo concreto.
- **MORBILIDAD**: porción de personas que enferman en un sitio y tiempo determinado.
- **MORTALIDAD**: tasas de muertes producidas en una población en un tiempo dado en general o por una causa determinada.
- **ETIOLOGÍA:** estudio de todos los factores que pueden intervenir en el desarrollo de una enfermedad, incluyendo la susceptibilidad del paciente, la naturaleza del agente patológico, y la forma en que este invade el organismo afectado.
- **EPIDEMIOLOGIA:** estudio de la incidencia, distribución, etiología de las enfermedades en el hombre.
- **TRAUMA ENCÉFALO CRANEANO**: es toda lesión que sufre el cráneo y sus estructuras anatómicas causadas por un cambio brusco de energía cinética.

2.5 HIPOTESIS.

El manejo inicial de los pacientes que sufren Traumatismo Encéfalo Craneano, disminuye el número de complicaciones secundarias.

CAPITULO 3

3. MATERIALES Y METODOS.

3.1 METODO.

En este estudio se utilizo el método inductivo-deductivo, que nos permite partir de los conceptos generales hacia lo particular, se dedujo con el propósito de poder estudiar el problema de manera general y posteriormente llegar a las conclusiones particulares.

3.2 TIPO DE ESTUDIO.

3.2.1 RESTROSPECTIVO.- porque nos dirigimos a las HC para obtener información.

3.2.2 DE CORTE TRANSVERSAL.- por que hicimos un corte en el tiempo, año 2012, para estudiar las diferentes variables determinando en qué forma se dan los fenómenos.

3.2.3 DESCRIPTIVO.- porque finalmente en el momento que tuvimos un estudio bien elaborado de la problemática que nos implica, descubriremos la incidencia, la etiología y las consecuencias del trauma encéfalo craneano en la población que el Hospital Abel Gilbert Pontón ofrece sus servicios.

3.3 UNIVERSO.

De un total de 230 pacientes con trauma encéfalo craneano que ingresaron al servicio de emergencia y hospitalización durante el año 2012.

3.4 MUESTRA.

Se tomo una muestra de 146 pacientes, los cuales cumplieron los criterios de inclusión de edad, sexo, factores de riesgo, tipo de tratamiento que recibieron, número de complicaciones que presentaron, etc. Los mismos que se tomaron de las historias clínicas de cada uno de los pacientes que entraron dentro del estudio.

3.5 VARIABLES.

3.5.1 VARIABLE INDEPENDIENTE.

Manejo inicial, Traumatismo Encéfalo Craneano, Epidemiologia, nivel de severidad.

3.5.2 VARIABLES DEPENDIENTES.

Complicaciones secundarias, estancia hospitalaria, mortalidad.

3.6 TECNICA DE RECOLECCIÓN DE DATOS.

Pacientes ingresados tanto a la emergencia como al área de hospitalización mediante:

1. **Recolección de información:** para este estudio se obtuvieron datos de fuentes secundarias (historias clínicas) de los pacientes.
2. **Recolección Bibliográfica**: información médica recolectada en internet, revistas científicas y libros de neurología, neurocirugía y neurointensivismo.
3. **Estandarización:** se presentan tablas y gráficos realizados en Microsoft Excel.
4. **Análisis documental:** después de una investigación intensiva llegamos a varias conclusiones y recomendaciones.

3.7 RESULTADOS.

1. **DETERMINAR LA PREVALENCIA DEL TRAUMATISMO ENCÉFALO CRANEANO EN EL HOSPITAL ABEL GILBERT PONTÓN DE LA CIUDAD DE GUAYAQUIL EN EL AÑO 2012.**

$$\mathbf{P} = \frac{\text{UNIVERSO}}{\text{MUESTRA}} \quad X \quad 100$$

$$\mathbf{P} = \frac{230}{146} \quad X \quad 100$$

P = 14600/230X100

PREVALENCIA = 63%

2. **IDENTIFICAR LA PREVALENCIA DE LOS FACTORES DE RIESGO RELACIONADOS CON EL TRAUMATISMOS ENCÉFALO CRANEANO.**

Tabla 1: Distribución según el sexo.

SEXO	N.- DE CASOS	PORCENTAJE
MASCULINO	105	72%
FEMENINO	41	28%
TOTAL	146	100%

Grafico 1.

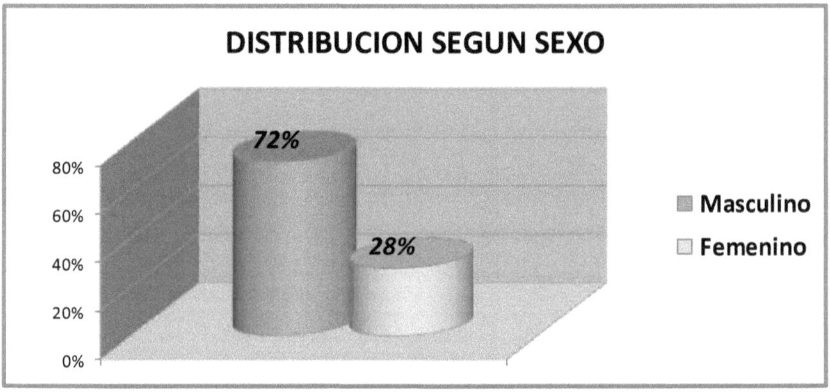

Fuente: Departamento de Estadística del Hosp. Guayaquil.
Elaboración: Roberto Rodríguez, Carlos Santistevan.
2013.

En el presente estudio se trato de definir que sexo es más afectados por traumatismos encéfalo craneano, teniendo como resultados un preponderante liderazgo del sexo masculino con un 72% y el sexo femenino con un 28%, es decir una relación de 2,5 a 1 a favor del sexo masculino. Datos que se correlacionan con la literatura médica internacional.

Tabla 2: Distribución según grupo de edades.

EDAD	N.- CASOS	PORCENTAJE
< 17 Años	35	24%
18-35 Años	39	27%
36-44 Años	13	9%
>45 Años	59	40%
TOTAL	146	100%

Grafico 2.

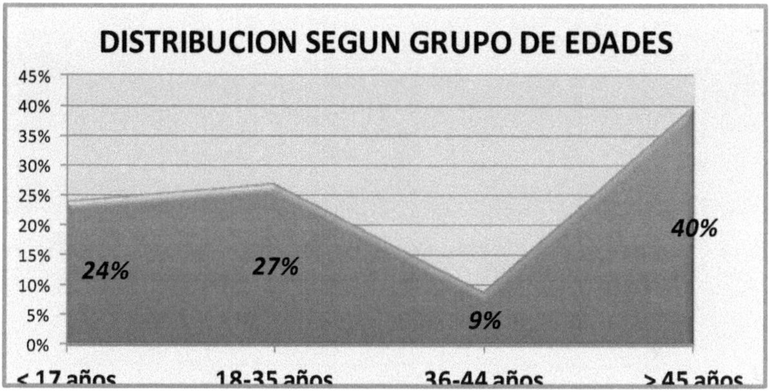

Fuente: Departamento de Estadística del Hosp. Guayaquil.
Elaboración: Roberto Rodríguez, Carlos Santistevan.
2013.

Además distribuimos a los pacientes según su rango de edad, lo hicimos en 4 grupos el primero pacientes menores de 17 años, el cual tuvo un alcance de 24%, el segundo grupo, abarcaba de 18 a 35 años, con un 27 %, el tercero, pacientes con rangos de edades de 36 a 44 años de edad con un 9% y por último el cuarto grupo, que eran los pacientes con edad mayor a 45 años, el mismo con un porcentaje de 40%. Denotando una gran mayoría sobre los grupos de edad anteriores.

Tabla 3: Clasificación según la Escala de Glasgow.

GLASGOW	N.- DE PACIENTES	PORCENTAJE
15-14	89	61%
13-9	35	24%
<8	22	15%
TOTAL	146	100%

Grafico 3.

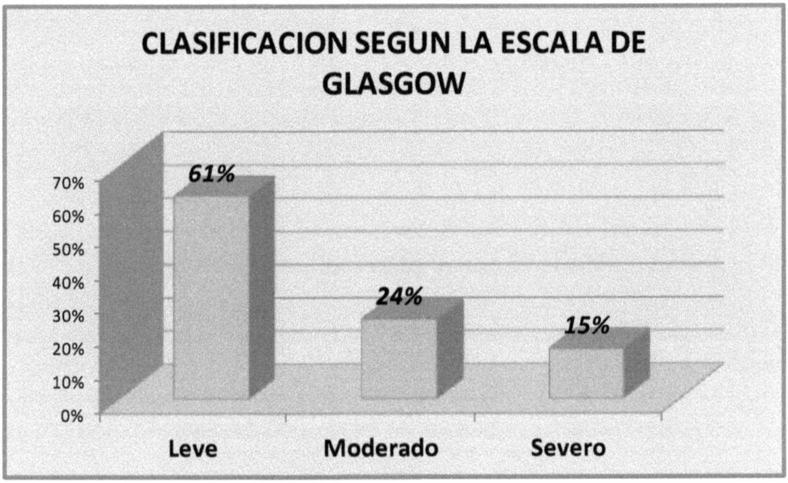

Fuente: Departamento de Estadística del Hosp. Guayaquil.
Elaboración: Roberto Rodríguez, Carlos Santistevan.
2013.

Para la clasificación de los pacientes sujetos de estudio, según su gravedad, nos ayudamos de la Escala del Coma De Glasgow donde los dividimos en leve si obtenían un puntaje de 15 a 14 al llegar a la emergencia, y estos pacientes fueron del 61%, el segundo grupo, fueron pacientes con un TEC de moderado con un puntaje de 13 a 9, con un 24% y por último los pacientes con TEC grave con puntuación menor de 8 con un 15%.

Tabla 4: Comorbilidades.

COMORBILIDADES	N.- DE CASOS	PORCETAJE
INTOXICACION ALCOHOLICA	16	11%
EPILEPSIAS	17	12%
OTROS	48	33%
NINGUNO	65	44%
TOTAL	146	100%

Grafico 4.

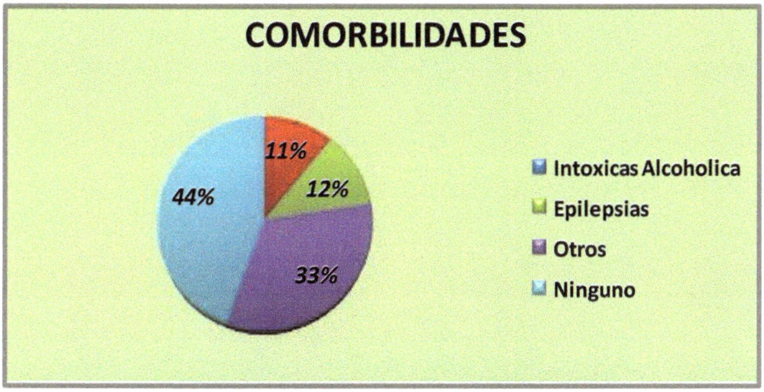

Fuente: Departamento de Estadística del Hosp. Guayaquil.
Elaboración: Roberto Rodríguez, Carlos Santistevan.
2013.

Los factores comórbidos son de suma importancia para la consumación de este estudio ya que algunos de estos estados como el estado etílico o por otras drogas es una constante en estos pacientes, en este proyecto alcanza un 11% de todos los pacientes de estudio, los pacientes epilépticos, otra etiología muy controversial, alcanza el 12%, dejando para el 33% a pacientes que sufren enfermedades tales como la hipertensión arterial que hayan sufrido un crisis hipertensiva, cardiopatías congénita o adquirida que haya desencadenado alguna lipotimia, dislipidemias, o diabetes. Y por ultimo pacientes que no presentaron ninguna comorbilidad, se englobaron en un 44%.

Tabla 5: Fractura de cráneo.

FRACTURA DE CRANEO	N.- DE CASOS	PORCETAJE
BOVEDA	22	15%
BASE	13	9%
NINGUNA	111	76%
TOTAL	146	100%

Grafico 5.

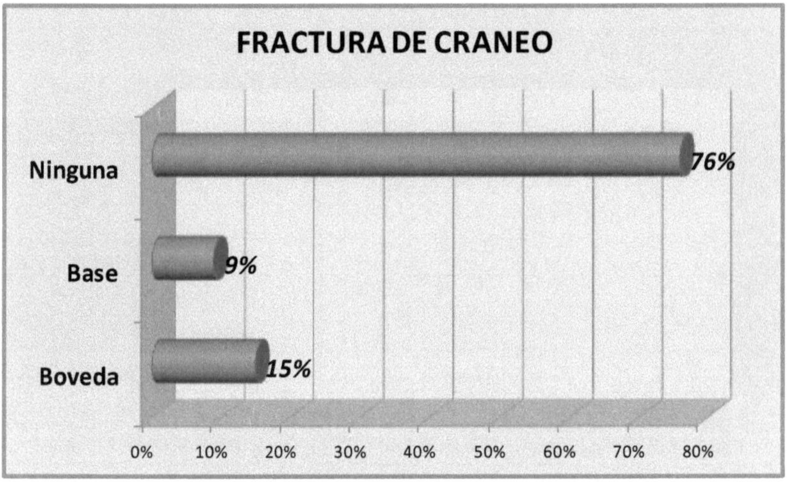

Fuente: Departamento de Estadística del Hosp. Guayaquil.
Elaboración: Roberto Rodríguez, Carlos Santistevan.
2013.

La presencia o ausencia de fractura a nivel de la bóveda o base del cráneo, pueden acarrear diferentes tipos de complicaciones en los pacientes con TEC. En el estudio se trato de averiguar cuál es la cantidad relativa de estos pacientes y se pudo determinar que con el 15% las fracturas de la bóveda se presentaban con mayor frecuencia que en la Base, con un 9%, sin embargo debido a la gran incidencia de TEC leve, pacientes que no presentan fracturas abarcan el 76 %.

Tabla 6: Complicaciones Secundarias.

COMPLICACIONES	N.- DE CASOS	PORCENTAJE
HEMATOMA EPIDURAL	31	21%
HEMATOMA SUBDURAL	28	19%
HIC	22	15%
HSA	16	11%
INFECCIONES	12	8%
NINGUNA	37	26%
TOTAL	146	100%

Grafico 6.

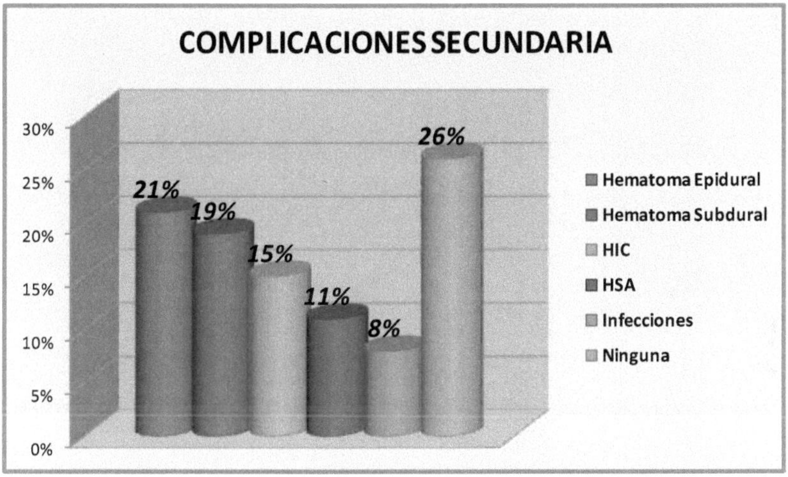

Fuente: Departamento de Estadística del Hosp. Guayaquil.
Elaboración: Roberto Rodríguez, Carlos Santistevan.
2013.

La complicación secundaria más preponderante que ocurre con más frecuencia en los pacientes con TEC es con el 21% el hematoma epidural, seguido del hematoma subdural en cualquiera de sus presentaciones con el 19%, con el 15% la hemorragia intraparenquimatosas, la hemorragia subaracnoidea en cuarto lugar con el 11%, infecciones la siguieron con el 8%.

Tabla 7: Conducta Inicial.

	N.- DE CASOS	PORCENTAJE
AMBULANCIA	67	54%
AMBULATORIO	79	46%
TOTAL	146	100%

Grafico 7.

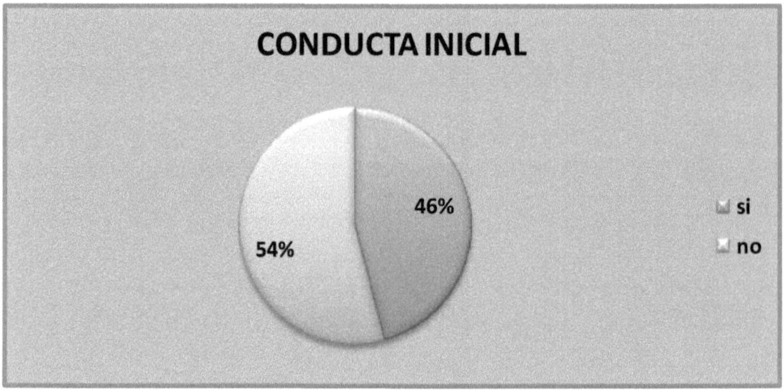

Fuente: Departamento de Estadística del Hosp. Guayaquil.
Elaboración: Roberto Rodríguez, Carlos Santistevan.
2013.

Para la determinación de la conducta inicial, nos basamos en si tuvo o no cuidados en su traslado al hospital, guiándonos si vino o no en ambulancia, encontrando que el 54% no recibía primeros auxilios en el sitio del accidente mientras que el 46% si lo recibió. Esto determina que todavía existe un pequeño porcentaje de pacientes que no son trasladados con todos las medidas necesarias y esto podría derivar en mayores complicaciones ulteriores.

Tabla 8: Promedio de estancia hospitalaria.

DIAS	N.- DE CASOS	PORCENTAJE
< 30 Días	105	72%
>30 Días	41	28%
TOTAL	146	100%

Grafico 8.

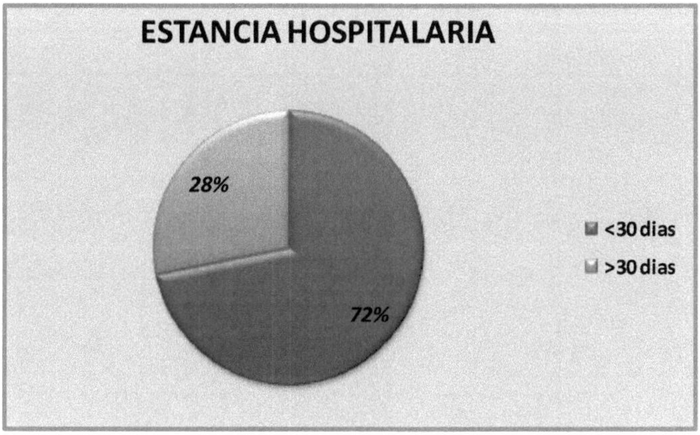

Fuente: Departamento de Estadística del Hosp. Guayaquil.
Elaboración: Roberto Rodríguez, Carlos Santistevan.
2013.

Se muestra la cantidad de pacientes que permanecieron hospitalizados en el Hospital donde se realizo el estudio, los resultados fueron que el 72% de los pacientes permanecieron menos de 30 días en hospitalización ya sea en UCI o en sala y que el 28% lo hicieron más de 30 días.

3. IDENTIFICAR LA ETIOLOGÍA MÁS FRECUENTE DEL TRAUMATISMO ENCÉFALO CRANEANO.

Tabla 9: Etiología del Trauma Encefalocraneano.

CAUSA	N.- DE CASOS	PORCENTAJES
ACCIDENTE DE TRANSITO	54	37%
CAIDAS	79	54%
VIOLENCIA	13	9%
TOTAL	146	100%

Grafico 9.

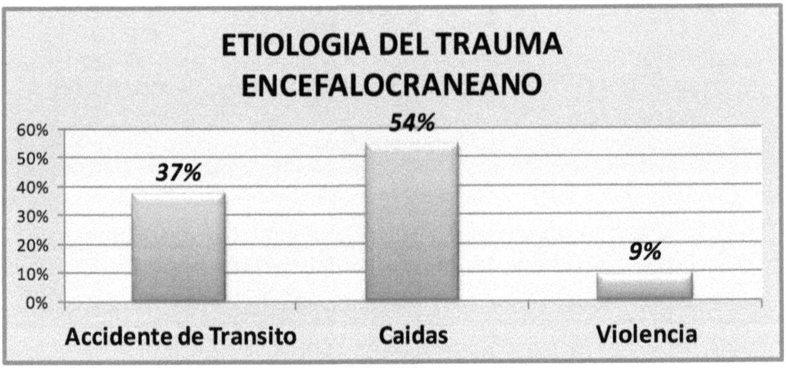

Fuente: Departamento de Estadística del Hosp. Guayaquil.
Elaboración: Roberto Rodríguez, Carlos Santistevan.
2013.

La etiología del traumatismo encéfalo craneano, según muestra el gráfico esta dado con más del 54% de los casos, por las caídas, las cuales eran del mismo nivel de altura del individuo o caídas de mayor altura, le siguen los accidentes de tránsito como segunda causa, con el 37%, y por ultimo con el 9%, los casos de violencia, los cuales podrían ser desde por ataques con objetos contundentes hasta con armas de fuego.

4. **DETERMINAR LA PREVALECÍA DE MORTALIDAD EN LOS PACIENTES QUE SUFREN TRAUMATISMO ENCÉFALO CRANEANO EN EL HOSPITAL ABEL GILBERT PONTÓN DURANTE EL AÑO 2012.**

Tabla 10: Mortalidad.

	N.- DE PACIENTES	PORCENTAJE
VIVOS	122	84%
MUERTOS	24	16%
TOTAL	146	100%

Grafico 10.

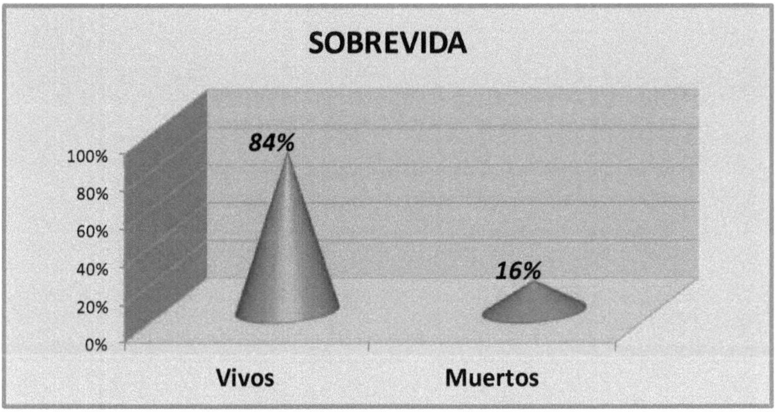

Fuente: Departamento de Estadística del Hosp. Guayaquil.
Elaboración: Roberto Rodríguez, Carlos Santistevan.
2013.

Dependiendo de la etiología, la gravedad y las causas concomitantes, determinamos la sobrevida de estos pacientes, y arrojaron los siguientes resultados: de 146 individuos, 122 sobrevivieron, es decir el 84% del total y 24 fallecieron, es decir con el 16%, ya sea porque llegaron en ese estado a la sala de emergencia, lo hicieron poco tiempo después o lo hicieron por las diversas complicaciones ya en hospitalización.

5. **DETERMINAR EL TIPO DE TRATAMIENTO CLÍNICO-QUIRÚRGICO MAS UTILIZADO EN EL HOSPITAL ABEL GILBERT PONTÓN.**

Tabla 11: Medidas de atención hospitalaria del paciente con Traumatismo Encefalocraneano.

	N.- DE CASOS	PORCENTAJE
QUIRURGICA	102	70%
CLINICO	44	30%
TOTAL	146	100%

Grafico 11.

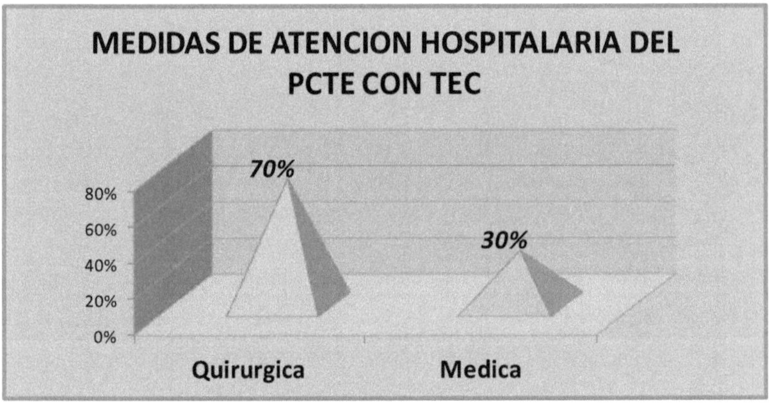

Fuente: Departamento de Estadística del Hosp. Guayaquil.
Elaboración: Roberto Rodríguez, Carlos Santistevan.
2013.

Una vez aceptados los pacientes en el Hospital donde se realizo el estudio, teniendo en cuenta como criterio de ingreso, tengan una TEC moderado a grave, se determino que tipo de tratamiento recibían los pacientes, y se encontró que con el 30%, los pacientes recibían una atención eminentemente clínica y con el 70% recibían tratamiento quirúrgico en cualquiera de sus técnicas.

Tabla 12: Tratamiento clínico empleado en pacientes con Traumatismo Encefalocraneano.

TRATAMIENTO	N.- DE CASOS	PORCETAJE
CORTICOTERAPIA	94	64%
TRATAMIENTO HIPEROSMOLAR	52	36%
TOTAL	146	100%

Grafico 12.

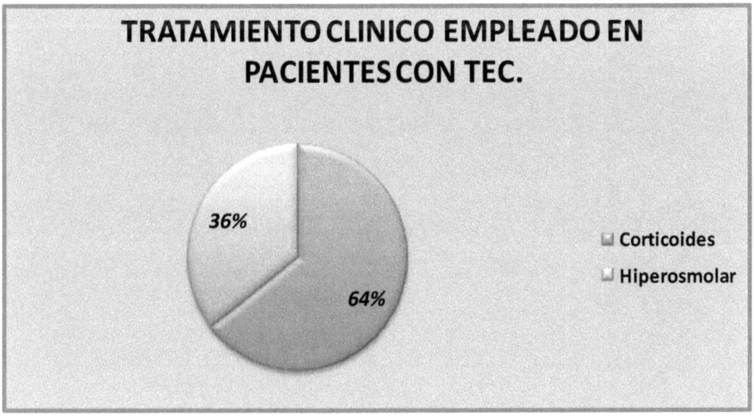

Fuente: Departamento de Estadística del Hosp. Guayaquil.
Elaboración: Roberto Rodríguez, Carlos Santistevan.
2013.

En este grafico se determina además, que tipo de tratamiento clínico se está utilizando en los diferentes servicios que atienden a los pacientes con TEC moderado a severo, y se observo que con el 64% se utiliza un tratamiento a base de corticoesteroides y con un 36% utilizaban el tratamiento hiperosmolar ya sea con solución salina hipertónica o con manitol al 20%.

6. **DETERMINAR EL NÚMERO DE COMPLICACIONES QUE PRESENTAN LOS PACIENTES CON TRAUMATISMO ENCÉFALO CRANEANO, MEDIANTE EL ANÁLISIS DE LA CONDUCTA INICIAL QUE OBTUVIERON.**

Tabla 13: Número de Complicaciones.

	N.- DE CASOS	PORCENTAJE
<2 COMPLICACIONES	102	70%
>2 COMPLICACIONES	22	15%
NINGUNA	22	15%
TOTAL	146	100%

Grafico 13.

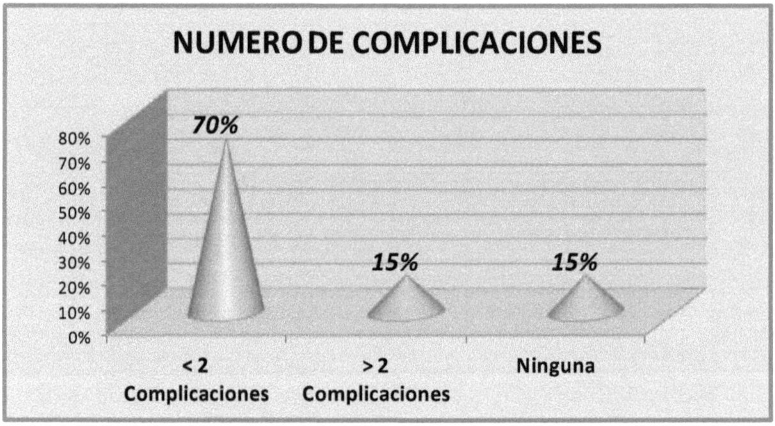

Fuente: Departamento de Estadística del Hosp. Guayaquil.
Elaboración: Roberto Rodríguez, Carlos Santistevan.
2013.

De la muestra de 146 pacientes que fueron aceptados para ingreso en el Hospital Abel Gilbert Pontón, se determino el numero relativo de pacientes que presentaron al menos una complicación durante su estancia hospitalaria, y este fue del 70% de pacientes, los que presentaron dos o más complicaciones abarcaron el 15% del total y los que no presentaron ninguna complicación en hospitalización el otro 15%.

Tabla 14: Pacientes que recibieron manejo inicial en el sitio del accidente.

N.- DE COMPLICACIO.	N.- DE CASOS	PORCENTAJES
Menos de dos comp.	54	80%
Más de dos comp.	4	6%
ninguno	9	14%
Total	67	100%

Grafico 14.

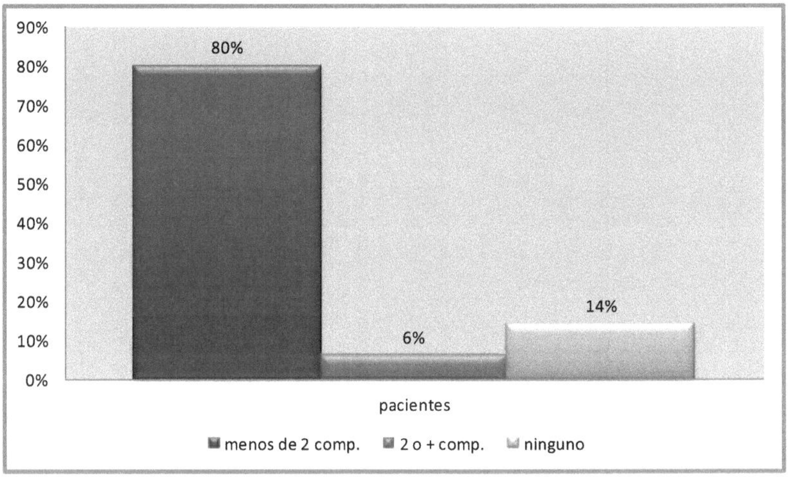

Fuente: Departamento de Estadística del Hosp. Guayaquil.
Elaboración: Roberto Rodríguez, Carlos Santistevan.
2013.

Se tomaron los pacientes que fueron atendidos en el sitio del accidente, ya sea que hayan recibido el manejo completo que indican los manuales del ATLS, o parte del mismo, este número fue de 67 pacientes de los cuales el 80% presentaron al menos una complicación secundaria, en hospitalización, ya sea hipertensión endocraneana, infección del SNC, o hemorragia cerebral, el 14 % no presento ninguna complicación, y el 6% presento dos o más complicaciones en hospitalización

Tabla 15. Pacientes que No recibieron manejo inicial en el sitio del accidente

N.- DE COMPLICACIO.	N.- DE CASOS	PORCENTAJES
Menos de 2 comp.	48	60%
2 o + comp.	18	23%
ninguna	13	16%
Total	79	100%

Gráfico 15.

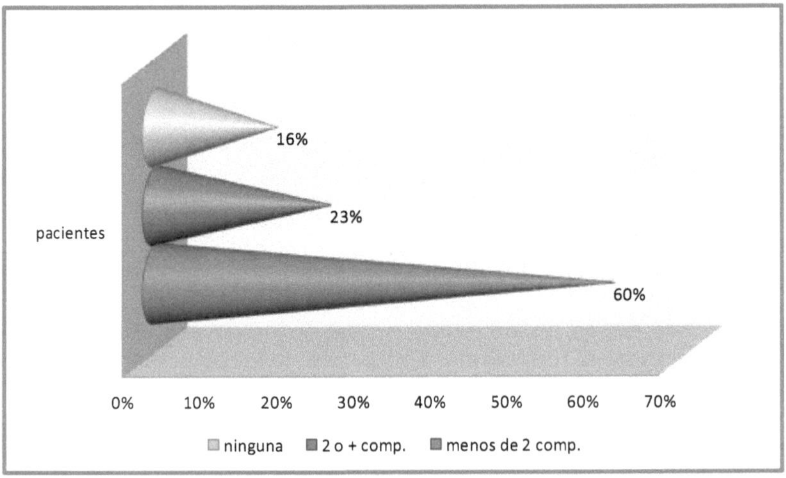

Fuente: Departamento de Estadística del Hosp. Guayaquil.
Elaboración: Roberto Rodríguez, Carlos Santistevan.
2013.

Se tomaron a los 79 pacientes restantes, que acudieron al hospital de forma ambulatoria, es decir, que no recibieron ningún tipo de manejo inicial en el sitio del accidente y estos fueron los resultados, del total de pacientes el 60% de pacientes hospitalizados presentaron al menos una complicación secundaria, el 23 % presento dos o más complicaciones y el 16% ninguna complicación.

CAPITULO 4

4.1 DISCUSIÓN.

Después de haber realizado la recolección de los diferentes datos obtenidos en el Hospital Abel Gilbert Pontón se puede generar la siguiente discusión.

El estudio arrojo datos que señalan que el 72% de todos los pacientes atendidos por traumatismo encéfalo-craneano eran varones y 28% eran mujeres, con una relación de 2,5 a 1 a favor del sexo masculino. Estudios de Argentina donde la relación es 4,5 a 1 a favor de los hombres y de Sudáfrica con 4 a 1 a predominio masculino, corroboran los datos obtenidos por nuestro estudio, pero con la importante novedad de que nuestros datos no sobrepasaban tres veces la cantidad de hombres sobre el de las mujeres, pero mantenemos las tendencias internacionales.

Con respecto a los rangos de edades nuestro estudio arrojo dos picos de predominio, el primero, en el grupo de edad de 18 a 35 años de edad con un 27% teniendo en cuenta que es un grupo etario que se encuentra más expuesto al diario vivir cotidiano y el segundo grupo, los pacientes que se encontraron en el rango de de edad mayor de 45 años, englobando a pacientes dentro de la tercera de edad, con un 40% del total de pacientes.

Un estudio realizado en Argentina arroja datos similares donde los grupos de edad de 20 a 24; 40 a 44 y mayores de 75 años eran los grupos de edades que más eran afectados por el traumatismo encéfalo-craneano. Si bien es cierto nuestro estudio no arroja datos de mayor especificidad con respecto a las edades, nos da a entender un criterio general de cuáles son las edades más afectadas y que se correlacionan con un estudio realizado en un país de la región.

En el estudio uno de los objetivos principales que nos propusimos era, determinar el factor etiológico más preponderante para estos pacientes que sufren traumatismo encéfalo-craneano, y estos fueron nuestros resultados: de todos los pacientes que pudimos tabular el 37% de ellos la etiología fue el accidente de tránsito, en cualquiera de sus presentaciones, ya sea atropellamiento o siendo pasajero de un vehículo de motor, el 54% fueron las caídas, ya sea de propia altura o mayor y por último el 9% fueron violencias. Teniendo en cuenta los diferentes estudios realizados en diversas partes del mundo donde disponen que los accidentes de tránsito son la primera causa con cantidades aproximadas al 44% en USA, 63% en Sudáfrica, 32% en China, enfrentamos el 37% en nuestro entorno, cantidad que se podría comparar con los resultados arrojados por el estudio de China, pero a diferencia, nosotros tenemos como principal etiología a las caídas con un resultado de 54%, , preponderante causa de esta afección en personas mayores de 45 años, este resultado se compara a los obtenidos en el Reino Unido donde arrojan resultados donde las Caídas abarcan el 43%, siendo su primera etiología.

La sobrevida de estos pacientes, un factor de suma importancia en todo el mundo, es otro acápite que decidimos investigar, con el 84% de todos los individuos ingresados con este diagnostico, sobrevivieron, ya sea que hayan presentado algún tipo de discapacidad o no, y el 16% restante, falleció, enfrentamos asi los siguientes datos encontrados en la literatura internaciones: Cuba tiene una mortalidad del 30%, el Hospital Luis Díaz Soto de la Habana arrojó una mortalidad del 42%, el Hospital del Valle-Colombia determinó un 14% de mortalidad, Argentina sin embargo presento una mortalidad del 1,56% y el Reino Unido de 0,2%.

Deducimos entonces que los valores que manejamos son menores que los que se manejan en Cuba, mucho mayores que los que utilizan en países con mejor desarrollo económico como Argentina y Reino Unido y valores similares encontrada en un estudio de nuestro mismo país.

Determinamos además que porcentaje abarcan las diferentes clases de traumatismos encéfalo craneano, para lo cual nos basamos en la Escala del Coma de Glasgow, y encontramos que el TEC leve es el mayor con un 61% seguido del moderado con un 24% y por último el severo con el 15%. Datos hallados en el Hospital del Valle de Colombia, determinan que efectivamente es el TEC leve sobrepasa al resto con el 53% y el severo un 16%, datos muy correlacionados ya que los dos países Colombia y Ecuador viven en una similar realidad. Datos obtenidos de Sudáfrica, donde presentan un 88% para el TEC leve y 5% para el severo y Argentina con el 93% para el leve y 3% grave, nos da a entender que nuestro país muestra una gran incidencia de TEC severo, por lo menos 3 o 4 veces más que los demás países.

El 11% de los pacientes que presentaron este diagnóstico presento intoxicación alcohólica o por otras drogas, un estudio realizado en Argentina, el 8% lo presento, teniendo una ligera ventaja relativa con respecto a este país.

4.2 CONCLUSIONES.

El sexo masculino es afectado 2,5 veces más que el sexo femenino.

Los rangos de edad más afectados son los de 18 a 35 años con 27% siendo su etiología más frecuentes los accidentes de tránsito y la violencia y los pacientes mayores de 45 años con el 40% de todos los casos, siendo su principal etiología las caídas de propia altura o mayor.

La principal etiología encontrada en este estudio fueron las caídas con el 54%, cifra solamente correlacionada con los datos encontrados en el Reino Unido, seguida de los Accidentes de tránsito con el 37% y la violencia con el 9%

La sobrevida de estos pacientes abarca el 84%, bastante buena comparada con las cifras encontradas en estudios realizados en la Habana, la mortalidad abarco el 16%, cifra muy similar encontrada en un estudio realizado en Colombia, pero en si es una cifra bastante elevada, teniendo en cuenta cifras de Argentina y Reino Unido que manejan porcentajes de 1,56 y 0,2 % respectivamente.

El traumatismo Encéfalo Craneano leve fue el que más se observo en las salas de urgencias del hospital abarcando el 61%, el TEC severo tomo cifras del 15%, datos similares a los de Colombia, pero aproximadamente 3 veces más que los datos encontrados en Argentina y Sudáfrica.

De todos los pacientes que ingresaron con Diagnóstico de TEC el 70% recibió tratamiento quirúrgico en cualquiera de sus técnicas y el 30% tratamiento clínico. De estos últimos el 64% recibió un tratamiento a base de corticoesteroides, y el 36% tratamiento hiperosmolar preponderantemente.

De todas las complicaciones secundarias encontradas en estos pacientes, las hemorrágicas abarcan la mayoría de los casos y de las mismas fue la hemorragia epidural, la más frecuente con el 21%.

Encontramos además que de todos los pacientes el 54% no recibió atención en el sitio del accidente mientras que el 46% si lo recibió, de estos los que si recibieron, el 80% presentaron al menos una complicación secundaria estando en hospitalización, ya sea Hipertensión endocraneana, Hemorragia cerebral o infecciones, el 6% presento más de dos complicaciones y el 14% no presento ninguna complicaciones. De los pacientes que no recibieron tratamiento inicial en el sitio del accidente el 60% presento al menos una complicación, el 23% presento más de dos complicaciones y el 16% no presento ninguna. Si bien es cierto ambos grupos presentaron complicaciones 86% para los que si recibieron atención y 83% para los que no recibieron atención inicial, los que recibieron atención tuvieron una menor incidencia de presentar más de 2 complicaciones con respecto al grupo que no recibió atención, determinando así que la atención inicial en el accidente no exime el presentar complicaciones en hospitalización pero si disminuye el número de complicaciones.

4.3 PRESUPUESTO Y RECURSOS NECESARIOS

Nuestro trabajo fue eminentemente Autofinanciado, y los recursos que necesitamos para la consumación de nuestro estudio fueron las Historias Clínicas, facilitadas por el departamento de Estadística del Hospital Abel Gilbert Pontón.

4.4 CRONOGRAMA INTERNADO PRESENTACION TESIS										
FECHA	AÑO 2012				AÑO 2013					
ACTIVIDADES	SEPTIEMBRE	OCTUBRE	NOVIEMBRE	DICIEMBRE	ENERO	FEBRERO	MARZO	ABRIL	MAYO	RESPONSABLES
DENUNCIA DEL PERFIL DE PROYECTO		19-oct-12								COMISION DE INVESTIGACION
APROBACION DEL PERFIL										COMISION DE INVESTIGACION
DESARROLLO DEL PROYECTO Y REVISION										TUTORES
DESARROLLO DE INFORMACION CON TUTORES										TUTORES
SUSTENTACION										COMISION DE SUSTENTACION

4.4 CRONOGRAMA INTERNADO PRESENTACION DE TESIS.

CAPITULO 5

BIBLIOGRAFÍA

1. **M.D., Gamal Hamdam Suleiman.** Medicrit Revista de Medicina Interna y Medicina Critica. *Medicrit Revista de Medicina Interna y Medicina Critica.* [En línea] 2 de 2 de 2005. [Citado el: 20 de junio de 2013.] http://www.medicrit.com/rev/v2n7/27107.pdf.

2. **Previgliano, Patricia S. Marchio-Ignacio J.** Traumatismo de Craneo. [aut. libro] Ignacio J. Previgliano. *Neurointensivismo Basado en la Evidencia.* Argentina : Corpus Editorial, 2007.

3. **P.S.Marchio.** Scielo. *Scielo.* [En línea] 11 de febrero de 2006. [Citado el: 19 de junio de 2013.] http://scielo.isciii.es/pdf/neuro/v17n1/3.pdf. ISSN 1130-1473.

4. **Nelson Quintana Cordero, MD.** Biblioteca Virtual de Salud. *BVS.* [En línea] 30 de enero de 2006. [Citado el: 19 de junio de 2013.] http://pesquisa.bvsalud.org/regional/resource/es/lil-450565.

5. **Rodriguez, Dra.** Biblioteca Virtual de Salud. *BVS.* [En línea] 2009. [Citado el: 19 de junio de 2013.] :http://www.revmatanzas.sld.cu/revista%20medica/ano%202010/vol6%202010/tema01.htm..

6. **Francisco Guzman, MD,PhD.** Scielo. *Scielo.* [En línea] 26 de junio de 2008. [Citado el: 19 de junio de 2013.] http://www.scielo.org.co/pdf/cm/v39s3/v39s3a4.pdf. ISSN 1657-9534.

7. **Mori, Diaz, Bernardo Dorfman.** NEUROINTENSIVISMO (Enfoque clinico, diagnostico y terapeutica). *NEUROINTENSIVISMO (Enfoque clinico, diagnostico y terapeutica).* Argentina : Panamericana, 2010.

8. **Castello, Maria Jose Prieto.** Revista SIDEME. *Revista SIDEME.* [En línea] enero-marzo de 2011. [Citado el: 20 de junio de 2013.] http://www.sideme.org/revista/num7/VDC_Alicante_S7.pdf.

9. **Orbe, A Barcena y Rodriguez, C A.** Scielo. *Scielo.* [En línea] diciembre de 2006. [Citado el: 18 de junio de 2013.] http://scielo.isciii.es/scielo.. ISSN 1130-1473.

10. *Dra Medrano Eugenia.* **craneoencefalico, Fisiopatología del traumatismo.** 6, Mexico : Medigraphic.com, 2002, Vol. 16.

11. *Perfil del paciente con trauma craneoencefalico.* **Maria Galvez Gonzales, Belen Hidalgo.** 1, Malaga : Tempus Vitalis, 2009, Vol. 9. ISSN: 1578-5963.

12. **Alvares, J.M Lopez.** ELSEVIER. *ELSEVIER.* [En línea] 14 de abril de 2011. [Citado el: 19 de junio de 2013.] www.elsevier.es/medintensiva. ISSN 0210-5691.